Ketogene Ernährung für Anfänger

Die leckersten ketogenen Rezepte, um gesund und natürlich abzunehmen – inkl. wichtigem Ketose-Hintergrundwissen

Tanja Goedeke

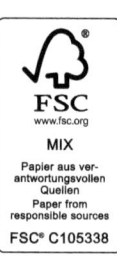

INHALT

Das erwartet Sie in diesem Buch

Sie haben Lust, etwas Neues auszuprobieren und haben vom vermeintlichen Trend der ketogenen Ernährung gehört?

Gerade um den Anteil des Körperfetts langfristig zu reduzieren, liest man häufig den Tipp der Umstellung auf eine ketogene Ernährung. Vielleicht geht es Ihnen aber auch vor allem um die gesundheitlichen Aspekte der ketogenen Ernährung. Haben Sie davon gehört, dass diese Ernährungsweise den Menschen im Kampf gegen

Krebs unterstützt? Tatsächlich ist sogar wirklich etwas dran an dieser These. Es gibt sogar viele Studien dazu, dass eine Umstellung auf ketogene Kost gegen Epilepsie, Diabetes und Alzheimer helfen kann. Manche Menschen fühlen sich häufig schlapp und werden somit in ihrem normalen Alltag eingeschränkt. Oft geschieht das, genau nachdem man eine Mahlzeit zu sich genommen hat. Kennen Sie diese Tiefs nach dem Essen? Nach einer ketogenen Mahlzeit bleiben Sie davon verschont.

In diesem Ratgeber lernen Sie die wichtigsten Aspekte der ketogenen Ernährung kennen. Was verbirgt sich hinter diesem Trend? Was ist überhaupt eine Ketose und inwieweit soll diese helfen, um Gewicht zu verlieren oder Krankheiten zu mindern? Es werden Vor- und Nachteile dargestellt, leckere und vor allem schnelle Rezeptideen vermittelt und nebenher erfahren Sie noch eine ganze Menge, was im Körper bei der ketogenen Ernährung so passiert und dass diese Ernährungsform eigentlich gar kein neumodischer Trend ist. Bedacht wurde außerdem, dass nicht jeder Keto-Tester auch ein Fleischfan ist. Daher wird auch die vegane und vegetarische ketogene

Ernährung unter die Lupe genommen. Anschließend gibt es auch dort einige fleischlose Rezeptideen.

Ketogene Ernährung stellt sich vor

Im Folgenden gilt es, erst mal zu klären, was diese „ketogene Ernährung" überhaupt ist.

Ketogene Ernährung basiert im Wesentlichen darauf, sich von maximal 20 g Kohlenhydraten pro Tag, bei dem Wunsch zur Gewichtsreduktion, beziehungsweise von 30 - 50 g pro Tag aus anderen Gründen, zu ernähren, um seinen Stoffwechsel in die Ketose zu bringen.

Ketogen ernährt sich, wer zuckerarm und fettreich isst. Die Ketose tritt durch den Mangel an Kohlenhydraten ein. Hauptziel ist es, vermehrt Fett als Energiequelle zu verbrennen. Bekannt ist für viele die Low Carb Diät. Ketogene Ernährung stellt eine Unterform eben dieser dar. Bei der Low Carb Diät gibt es nämlich keine Begrenzung, auf die Kohlenhydrate zu reduzieren ist. Es heißt lediglich, dass es weniger sein sollen. Daher ist die ketogene Ernährung etwas strikter und genauer.

Ketose

Kommen wir zu der wohl wichtigsten Frage dieses Ratgebers. Immerhin dreht sich hier alles im Endeffekt um die Ketose. Denn durch die ketogene Ernährungsumstellung gelangt unser Körper in die heiß erwünschte Ketose. Was ist also diese Ketose eigentlich?

Jedes Brötchen, jede Nudel, kurz gesagt: Alle Kohlenhydrate, die wir essen, speichert unser Körper. Er lagert es als Glykogen ein. So nennt man nämlich die vom Körper eingelagerte Glucose, die sich tatsächlich in unseren Muskeln und in der Leber befindet. Bei einer ausgewogenen Ernährung steht im Optimalfall genug Glucose zur Verfügung, damit der Körper diese als Hauptenergielieferant nutzen kann.

Nun geht es allerdings bei der ketogenen Ernährung darum, so wenig Kohlenhydrate zu sich zu nehmen, wie es nur möglich ist. Das führt dazu, dass der Körper nicht mehr auf seinen Glukosespeicher zurückgreifen kann, um Energie aus der Glukose zu ziehen.

Es braucht also einen alternativen Energielieferanten. Da kommen unsere körpereigenen Fettreserven ins Spiel. Aber bevor der Körper aus dem Körperfett Energie ziehen kann, muss er vorerst chemische Verbindungen aus vorhandenen Fettsäuren umwandeln. Diese chemischen Verbindungen werden als Ketone bezeichnet. Befindet sich der Körper in einem drastischen Kohlenhydratmangel, produziert unsere Leber eben solche Moleküle, die im Übrigen auch als Ketonkörper bezeichnet werden können.

Bleibt noch zu sagen, dass die Ketose also ein natürlicher Stoffwechselzustand ist. Unser Körper nutzt als Brennstoff zur Energiegewinnung das körpereigene Fett. Die Einschränkung wirkt sich auf den Blutzuckerspiegel aus und damit auf das Insulin. Während einer Ketose werden von unserem Körper drei verschiedene Arten von diesen Keton-Molekülen produziert. Und zwar β-Hydroxybutyrat, Acetoacetat und Aceton. Während nun unser Körper langsam in den Zustand der Ketose übergeht, passiert in der Leber Folgendes: Enzyme starten mit dem Abbau von Fettmolekülen. Außerdem beginnt die Leber, Fettsäuren in vorhin erwähnte Ketone umzuwandeln.

WIE LANGE DAUERT ES, BIS DIE KETOSE EINSETZT?

Nachdem Ihnen eben dargelegt wurde, was genau eine Ketose bedeutet, bleibt nun zu klären, wie lange es dauert, bis man sie im Körper in Gang setzt.

Dazu bleibt zu sagen, dass es leider keine pauschale Antwort auf diese Frage gibt. Abhängig ist dieses Zeitfenster nämlich vom Alter, von der körperlichen Fitness, von der körperlichen Gesundheit allgemein und es hängt auch gravierend mit der vorangegangenen Ernährungsweise im Leben zusammen. Wurden zum Beispiel vorher hauptsächlich industriell gefertigte Lebensmittel mit vielen Kohlenhydraten konsumiert, führt das dazu, dass der Körper daran gewöhnt ist, aus Glukose seine Energie zu gewinnen und somit meist auch nichts anderes kennt. Hier wird die Umstellung schwerer fallen. Das führt im Übrigen auch dazu, dass der Großteil der Bevölkerung niemals in den Zustand der Ketose versetzt ist.

Das war in zurückliegenden Zeiten noch etwas anderes. Durch Hungersnöte hatten viele Menschen nämlich gar keine andere Wahl, als durch das Fasten in die Ketose zu geraten. Der Zeitraum, in welchem der Körper sich an die Ketose anpasst, wird als Induktionsphase bezeichnet.

Als Erstes wird der Glykogenvorrat des Körpers gesenkt und schließlich aufgebraucht. Bei einem sich vorher ausgewogen ernährenden Erwachsenen ist dies nach ca. 5 Tagen der Fall. Der Körper wird sich nun in Ketose befinden. Das bedeutet allerdings nicht, dass er zur Gänze in Ketose ist. Er muss sich erst daran gewöhnen. Nun sind im Körper erhebliche Stoffwechselprozesse gestartet. Diese Anpassung kann von Mensch zu Mensch unterschiedliche Empfindungen und Reaktionen hervorrufen. Es kann sogar ein unangenehmer

Verlauf mit grippeähnlichen Symptomen ausgelöst werden. Häufig ist die jeweilige Person aber hauptsächlich erschöpft. Solche Symptome werden als „Keto-Grippe" bezeichnet. Dieser Zeitraum der Keto-Grippe wird als schwerste Zeit der ketogenen Ernährung verstanden. Die unangenehmen Nebenwirkungen werden aber in der Regel nach 2 - 3 Tagen oder maximal einer Woche nachlassen. Es dauert so lange an, bis der Körper gelernt hat, Fett effizient zur Gewinnung von Energie zu nutzen.

Man macht es sich im Übrigen selbst viel schwerer, wenn man auf die ersten Anzeichen des Körpers nach Zucker nachgeht und schwach wird. Das verzögert das Eintreten in die Ketose und man leidet nur noch mehr. Es gilt: Stark bleiben und durchhalten!

METHODEN ZUR ERKENNUNG EINER KETOSE

Urinprobe

Zum einen gibt es Urin Teststreifen zur Feststellung, ob der Körper sich in der Ketose befindet. Diese Teststreifen messen das Keton Acetoacetat. Dieses wird nämlich während der Ketose ungenutzt wieder über den Urin ausgeschieden. Diese Teststreifen waren ursprünglich für Diabetiker gedacht.

Mit fortlaufender Anpassung an die Ketose produziert der Körper nur noch so viele Ketone, wie er auch benötigt. Daher sind die Teststreifen auf Dauer ungenau, da die Produktion zurückgeht und daher auch nicht mehr viel Acetoacetat im Urin nachgewiesen werden kann.

Gemessen werden sollte direkt morgens nach dem Aufstehen mit Morgenurin. Sieger ist hier allerdings nicht, wer den höchsten Wert erreicht, sondern nur, wer überhaupt einen Wert angezeigt bekommt. Leider zeigt der Teststreifen auch keinen Wert bezüglich der Qualität der Ketose an. Ist der Wert nämlich sehr hoch an angezeigten Ketonen, kann es bedeuten, dass man einfach zu wenig getrunken hat und trotzdem noch voll in der Ketose steckt oder aber, dass der Insulinspiegel gestiegen ist und man sich gerade so noch darin befindet. Zusammenfassend lässt sich also sagen, dass die Teststreifen eine günstige Variante sind, um sich in das Thema einzufinden, aber nicht auf Dauer verlässliche Ergebnisse liefern können.

Messung im Blut

Des Weiteren gibt es die Möglichkeit, durch einen kurzen Pikser in den Finger sich einfach selbst zuhause zu messen. Hier wird auf einen Teststreifen ein Tropfen Blut aufgetragen und so lässt sich der Ketonwert im Blut bestimmen. Dies ist die genaueste Variante, bei der Beta-Hydroxybutyrate im Blut gemessen werden. Preislich gesehen ist dies die teuerste Variante, da immer wieder neue Teststreifen gekauft werden müssen.

Atemtest

Bei dem Atemtest wird der Acetongehalt in der Luft gemessen, die ausgeatmet wird. Einmal in das Gerät investiert, kann man zu jeder Tages- und Nachtzeit seinen Atem messen. Ob man dies vor oder nach dem Essen macht, bleibt einem selbst überlassen. Es ist eine viel simplere Methode als die der Urinteststreifen oder des Bluttests. Daher ist sie sehr empfehlenswert. Außerdem ist diese Methode auch sehr verlässlich und liegt im preislichen Mittelfeld der Methoden, um die Ketose im Körper zu bestimmen.

Ist die genaue Bestimmung wirklich notwendig?

Nachdem hier so eben verschiedene Modelle zur

Messung der Ketose aufgezeigt wurden, stellt sich natürlich die Frage, ob es überhaupt notwendig ist, die Ketose auf solche Art zu bestimmen. Dazu lässt sich sagen, dass es auch die Möglichkeit gibt, auf den eigenen Körper zu hören. Auch so lässt sich feststellen, ob man in Ketose ist. Folgende Anzeichen deuten auf eine Ketose hin: gesteigerte Konzentrationsfähigkeit, weniger Heißhungerattacken, fruchtsäuerlicher Atem oder trockener Mund mit gesteigertem Durst.

Ketogene Ernährung als Wunderwaffe

BRAIN-POWER DURCH KETOSE

Nachdem der Körper über die Keto-Grippe hinweg ist, wird er nun das Gehirn mehr mit Energie in Form von Ketonen versorgen. Das führt zu einer besseren Konzentrationsfähigkeit. Man ist fokussierter.

Zahlreiche wissenschaftliche Studien kamen zu dem Schluss, dass die mentale Gesundheit bei einer ketogenen Ernährungsweise verbessert wird. Die Ketone, die bei einer ketogenen Ernährung in der

Leber gebildet werden, liefern dem Gehirn optimale Energie. Sie sorgen dafür, dass Fettzellen und Fettdepots in Energie umgewandelt werden.

Das führt dazu, dass es keinen Energiemangel am Nachmittag mehr gibt. Das Gehirn ist während der ketogenen Ernährung ganztägig einsatzbereit, ohne Tiefs zwischendurch. Ketone sind sogar ein effektiverer Treibstoff als Glukose. Wissenschaftler haben herausgefunden, dass dieselbe Menge an Energie bei der Verwendung von Ketonen weniger Sauerstoff benötigt.

Nach einer nicht ketogenen Mahlzeit fühlt man sich oft müde und abgeschlagen. Das liegt daran, dass der Blutzuckerspiegel durch die Einnahme an Kohlenhydraten einmal drastisch erhöht wird und dann irgendwann kurz vor der nächsten Mahlzeit wieder enorm sinkt und man sich unterzuckert fühlt. Das führt zu einer Müdigkeit.

Bei der ketogenen Ernährung bleibt dieses Spektakel aus, da der Blutzuckerspiegel allein niedrig gehalten wird.

GEGEN DEPRESSIONEN

Die Weltgesundheitsorganisation veröffentlichte, dass insgesamt etwa 300 Millionen Menschen auf der Erde von Depressionen betroffen wird. In erster Linie wird die Erkrankung mit Antidepressiva behandelt. Allerdings wurde in verschiedenen Untersuchungen aufgezeigt, dass die Medikamente zur Bekämpfung von Depressionen noch nicht das Nonplusultra sind.

Etwas weniger als die Hälfte der an Depressionen erkrankten Menschen reagieren überhaupt nicht auf ihre Medikamente. Der andere Teil wird laut dieser Untersuchungen niemals ohne sie leben können. Daher ist es verständlich, dass Menschen nach einer alternativen Lösung für eine Behandlung suchen. Mittlerweile ist mehrfach bewiesen, dass sich die Ernährung eines Menschen unmittelbar auf dessen psychische Verfassung auswirkt. Es gibt mittlerweile zahlreiche Studien, die belegen, dass die richtige Ernährung zur Gesundheit des Geistes wie auch des Körpers beiträgt.

Forschungsanalysen bestätigen, dass es einen Zusammenhang zwischen Ernährung und einem Depressionsrisiko gibt. Dies haben mehrere Studien bestätigt. Es wurde zum Beispiel aufgezeigt, dass Depressionen durch den Konsum von Zucker verstärkt werden. Dies geschieht durch eine Verstärkung vorhandener Entzündungen im Körper, durch die Veränderung unseres neurochemischen Dopamins, das dem Gehirn eine Belohnung symbolisiert, und zu guter Letzt durch das Vermindern der BDNF-Produktion im Gehirn. Das Protein BDNF wird in menschlichen Nervenzellen produziert.

Mittlerweile wurde durch eine Studie aufgezeigt, dass Diabetiker mit einem instabilen Blutzuckerspiegel eher zu Depressionen neigen als Patienten mit einem stabilen Blutzuckerspiegel.

Die Ketose kann gegen Depressionen helfen, indem das Gehirn keine Angst vor Kraftstoffmangel haben muss. Das resultiert aus Folgendem: Ketone liefern dem Gehirn eine sofortige Energiequelle, da das Metabolisieren schneller geht als bei Glukose. Außerdem stellen Ketone eine länger anhaltende und stabilere Energiequelle dar.

Der menschliche Energiepegel ist daher stabilisiert und das Gehirn gerät nicht in Panik. Es weiß, dass es auch auf Fettdepots für benötigten

Kraftstoff zurückgreifen kann.

Außerdem werden weniger verarbeitete Lebensmittel konsumiert. Diese können Entzündungen hervorrufen, die den Darm schädigen. Der Verzehr von entzündungshemmenden Nahrungsmitteln wirkt sich auf die Stimmung aus. Krebskranke oder Autoimmunerkrankte sind oft von Depressionen betroffen. Damit soll nicht gesagt werden, dass nicht auch die Krankheit als solche den Patienten in die Depression treiben kann, aber dies ist eben nicht immer der Fall.

Denn es wurde schon öfter die Theorie aufgestellt, dass der wahrscheinlichere Grund für einen Zusammenhang zwischen Erkrankung und Depression auf eine Entzündung zurückzuführen ist.

Letztlich bleibt festzustellen, dass Depressionen erheblich seltener bei Personen vorkommen sollen, die sich ketogen ernähren. In einer Studie, bei der zwei Gruppen von Ratten untersucht wurden, wurde festgestellt, dass die Gruppe der Ratten, die ketogen ernährt wurde, weniger Symptome für Depressionen zeigte als die Gruppe der Ratten, die mit einer normalen Diät gefüttert wurde. Das liegt wahrscheinlich daran, dass eine niedrige Neurogenese-Rate mit Problemen des Gemütszustandes, wie etwa Depressionen, verbunden ist. Ist die Anzahl der Neurogenese-Rate erhöht, so gilt dies auch für die emotionale Belastbarkeit. Einige Lebensmittel können die Neurogenese verlangsamen, während andere sie verschnellern. Eine kohlenhydratreiche Ernährung verlangsamt sie.

KETOSE VERHINDERT HEIßHUNGERATTACKEN

Heißhunger ist wahrscheinlich die häufigste Ursache, warum viele Diäten und Ernährungsumstellungen wieder abgebrochen werden. Der Heißhunger entsteht aufgrund des sinkenden Glukosespiegels im Blut. Der Körper kann dies zu Beginn nicht deuten und versucht, etwas dagegen zu tun. Er verlangt nach Zucker. Erst wenn der Körper begonnen hat, genügend Ketone zu produzieren, um damit eine alternative Energiequelle für sich zu nutzen, hört er auf, durch den Heißhunger nach Zucker zu rufen.

Ein positiver Nebeneffekt der Ketose ist es also,

dass es irgendwann leichter fallen wird, auf Süßes zu verzichten. Da die Blutzuckerschwankungen ausbleiben, werden Heißhungerattacken verhindert.

KETOSE UNTERSTÜTZT DIE KÖRPERFETTREDUKTION

Gerade als Wunderwaffe in Bezug auf eine Diät kommt man um die ketogene Ernährung nicht herum. Sie gilt als äußerst wirksam und verspricht eine schnelle Reduktion von Körperfett und einhergehend einen schnellen Weg zur Bikinifigur.

Die niedrigen Blutzuckerschwankungen bei der ketogenen Diät ermöglichen aktiv die Fettverbrennung über 24 Stunden am Tag. Der Gegenspieler der Fettverbrennung ist Insulin. Ist der Blutzuckerspiegel hoch, ist es das Insulin ebenso und die Fettzellen bleiben geschlossen. Das Insulin steht wie ein Türsteher davor. Erst mit sinkendem Insulinspiegel können die Fettsäuren aus den Fettzellen herausgeholt und schließlich verbrannt werden. Dies ist bei einer klassischen Ernährung am Tag nur selten der Fall.

Nach nur einer kohlenhydratreichen Mahlzeit

ist der Insulinspiegel hoch und die Fettverbrennung blockiert. Nun muss die Mahlzeit erst mal verdaut werden, um anschließend alle Kohlenhydrate verbrauchen oder einlagern zu können. Dann kann der Insulinspiegel wieder sinken und die Fettverbren-nung läuft an. Vorausgesetzt, dass nicht schon der nächste Snack unterwegs ist.

Für jedes Gramm Fett, das im Körper eingelagert wird, sind auch 3 Gramm Wasser gespeichert. Wenn nun in Folge einer ketogenen Ernährung die Kohlenhydratzufuhr stark eingeschränkt wird, braucht sich der Glykogenvorrat auf und mit diesem zusammen dann eben auch das eingelagerte Wasser. Das führt folglich zu einem schnellen und erheblichen Gewichtsverlust. Einer der größten Vorteile bei der ketogenen Diät ist, dass es sich nicht nur um einen kurzfristigen Erfolg handelt, sondern mit der richtigen Motivation eben auch langfristig funktionieren kann.

Da es hierbei nicht zu Heißhungerattacken kommt, ist es auf Dauer einfacher, die richtigen Lebensmittel zu sich zu nehmen. Auch bei einer ketogenen Ernährung gilt, nicht mehr Kalorien zu sich zu nehmen, als man verbraucht. Sonst hilft auch der strikte ketogene Ernährungsplan nichts.

GEGEN KREBS

Krebs ist in Deutschland die zweithäufigste Diagnose nach Erkrankungen des Herz-Kreislauf-Systems. Krebs gilt nicht als homogen, denn bisher wurden bereits weltweit über 200 verschiedene Arten entdeckt. Diese unterscheiden sich zum Beispiel im Auftreten von verschiedenen Organen oder von der Zellstruktur.

Die Auswirkungen auf den Körper sind daher ebenso verschieden wie die Beschwerden. Die bösartigen Tumore sind unsterblich. Normale Zellen bauen sich kontrolliert auf und ab, aber Tumorzellen unterliegen diesem Zelltod nicht. Sie können sich ungehindert vermehren und somit ihren zerstörerischen Gendefekt weiterverbreiten.

Außerdem können sie über die Blutbahn Metastasen in anderen Organen bilden oder in benachbartes Gewebe vordringen. Die Tumorzellen verändern außerdem den Stoffwechsel, um schneller zu wachsen. Durch die Bildung von Botenstoffen wird der Abbau von Proteinen beschleunigt. Folglich kann dieser dann doppelt so hoch sein im Vergleich zu gesunden Menschen und lässt hauptsächlich das Muskeleiweiß schwinden. Außerdem ist der Verbrauch an Körperfett höher und die Verwertung von Glukose ist durch die vom Tumor indizierte Insulinresistenz vermindert. Die Kenntnisse über den Tumorstoffwechsel zeigen auf, dass die empfehlenswerteste Lebensmittelauswahl bei krebskranken von Fett, Proteinen und Energie geprägt und zeitgleich kohlenhydratarm sein sollte.

Der Stoffwechsel eines Tumors ist abweichend zu dem einer gesunden Zelle. Tumorzellen verbrauchen zwar auch Glukose, um Energie zu gewinnen, aber anders als die gesunden Zellen „vergären" die Tumorzellen den Zucker. Das bedeutet, dass sie ihn verstoffwechseln, fast ohne Sauerstoff. Das schmälert dann ums Fünfzehnfache die Energieausbeute der Tumorzellen, aber diese gleichen die Tumorzellen durch eine zwanzigfach höhere Aufnahme von Glukose aus.

Endprodukt davon ist dann Laktat, das eine Schutzfunktion gegenüber den Tumorzellen ausübt. Tumorzellen verwerten fast keine Fette. Diese Stoffwechselanomalität der „Vergärung" hat erstmals Otto Heinrich Warburg 1924 erläutert. Dieser Mann erhielt später auch einen Nobelpreis. Seine Erkenntnisse gelten als die Basis der ketogenen Ernährung. Die Ketonkörper können in hohen Konzentrationen die Glukoseaufnahme und deren Verwertung für die Tumorzellen reduzieren und dadurch sogar zum Absterben bringen. Tumorzellen nehmen mit zunehmender Aggressivität immer mehr Glukose als einzige Energiequelle für sich an.

Hemmt man diese, kann man infolgedessen das Wachstum des Tumors hemmen. Leider gibt es noch keine Langzeitstudie zu dieser Thematik. Es konnten allerdings bei Tierversuchen und in vitro schon einige Erfolge erzielt werden. Es ist auch nicht bekannt, ob es durch die ketogene veränderte Stoffwechsellage zu Nebenwirkungen mit den Medikamenten oder der Krebstherapie kommen kann. Daher wird Patienten, die die ketogene Ernährung während einer Krebserkrankung probieren wollen, zu einer 3-monatigen Testzeit geraten.

Diese Zeit wird dann streng ärztlich überwacht. Natürlich sollte aber, gerade in dieser schweren Zeit eines Menschen, manchen Gelüsten auch nachgegeben werden. Gerade in der Krebstherapie ist Appetitlosigkeit häufig eine Folge der Behandlung. Wird der Patient jetzt auch noch nur spezielle Dinge essen dürfen, die vielleicht nicht mit seinen momentanen Gelüsten einhergehen, wie zum Beispiel durch Übelkeit oder veränderter Wahrnehmung der Lebensmittel durch Geruch, so wird er im schlimmsten Fall die ganze Nahrungsaufnahme verweigern. Das schwächt den Patienten und macht ihn angreifbarer für den Tumor. Daher sollte darauf geachtet werden, dass der Patient so oder so genug zu sich nimmt. Einen Versuch wert sollte die ketogene Ernährung bei der unterstützenden Krebstherapie allerdings auf jeden Fall sein.

GEGEN ALZHEIMER UND DIABETES

Jüngste Studien unterstützen nunmehr die Theorie, dass Alzheimer eine Form der Diabetes ist. Diese Vermutungen bauen darauf auf, dass Alzheimer eine Resistenz gegenüber Insulin im Gehirn darstellt. Manche Forscher bezeichnen Alzheimer daher als

Diabetes Typ 3. Dies soll eine Ähnlichkeit zum bekannten Diabetes Typ 2 aufweisen. Bei dieser Erkrankung besteht eine Insulinresistenz des Körpers. Bei Alzheimer tritt diese eben im Gehirn auf.

Die Insulinresistenz bedeutet, dass der Körper nicht mehr auf Insulin reagiert. Das führt vor allem dazu, dass das Gehirn durch den Mangel an Glukose im wahrsten Sinne „verhungert". Es fehlt einfach an Energie. Derzeit gibt es mehrere Untersuchungen, die überprüfen, ob Ketone auch für das Gehirn eine Art Kraftwerk sein können, wie sie es immerhin auch für den Körper sind. Dass unser Körper mittels der Ketose Ketone produziert, haben wir in den vergangenen Zeilen bereits aufgezeigt.

Allerdings bedeutet das nicht, dass man garantiert mit ketogener Ernährung Alzheimer heilen kann. Erstmal heißt es nur, dass Ketone eventuell eine Rolle bei der Heilung spielen könnten.

Bei Diabetes Typ 1 handelt es sich um eine Autoimmunerkrankung. Das Immunsystem richtet sich gegen die insulinproduzierenden Zellen der Bauchspeicheldrüse.

Bei Diabetes Typ 2 werden allerdings die Zellen

dem Insulin gegenüber empfindlich. Das führt dazu, dass der Blutzuckerspiegel steigt. Bei dem Typ 2 Diabetes hat sich eine ketogene Ernährung mehrfach als äußerst förderlich erwiesen. Es kam sogar zu einer Senkung der Insulinresistenz um 75 Prozent sowie zu einer Minderung des Gewichts der Patienten. Das ist sogar im mehrfachen Sinne eine positive Sache, denn Übergewicht zählt zu den Ursachen für Diabetes Typ 2. In einer Studie konnten sogar 7 von 21 Probanden (und das bedeutet 1/3 der Teilnehmer!) bei einer ketogenen Ernährung auf sämtliche Diabetes behandelnden Medikamente verzichten.

In einer Vergleichsstudie mit anderen Diabeteserkrankten wurde auf die Gewichtsabnahme abgezielt. Auch dort konnte die ketogene Ernährung überzeugen. Denn im Vergleich zu einer Gruppe, die mehr Kohlenhydrate zu sich nahm, verloren die Keto-Probanden mehr an Gewicht.

GEGEN EPILEPSIE

1921 wurde erstmals bei einer Gruppe von Kindern ein Zusammenhang zwischen Fasten und der Anzahl von epileptischen Anfällen festgestellt. Natürlich ist es nicht möglich, Kinder tagelang und wiederholend fasten zu lassen.

Daher wurden die Kinder auf eine Ernährung umgestellt, die den Insulinspiegel ganztägig niedrig halten soll. Das Ergebnis war eine Ernährung mit viel Fett und vielen Ballaststoffen, aber dafür wenigen Kohlehydraten und Proteinen. Jedem fleißigen Leser wird schnell bewusst, dass es sich aus heutiger Sicht um die ketogene Ernährung handelt. Viele Studien belegen sogar, dass die Anzahl von epileptischen Anfällen durch eine ketogene Diät gesenkt werden kann. Eine Forschungsgruppe analysierte Ergebnisse von 13 Studien zu dem Thema mit vielen Daten von mehr als 900 Teilnehmern.

Dabei wurde deutlich aufgezeigt, dass diejenigen, die eine kontrollierte ketogene Diät über einen Zeitraum von mindestens zwei und maximal 16 Monaten befolgten, eine fünfmal höhere Chance hatten, dass sich die Anzahl epileptischer Anfälle gegenüber der sich normal ernährenden Gruppe halbierte. Dieser Effekt wird von Kindern sogar noch intensiviert. Sie hätten durch eine ketogene Ernährung sogar eine dreimal höhere Wahrscheinlichkeit, eine völlige Anfallsfreiheit zu erlangen.

Außerdem sei ihre Chance, die Anfälle um 50 Prozent zu halbieren, sechsmal höher im Vergleich zu Kindern, die eine normal übliche Behandlung erhielten. Das mag unter anderem daran liegen, dass sich im Gehirn die Bildung eines hemmenden Neurotransmitters durch eine ketogene Diät erhöht wird. Dieser wird auch GABA genannt. Die Erhöhung von GABA wird auch durch Medikamente angestrebt, die man während einer Erkrankung erhält. Die übliche Medikation sieht eine Erhöhung von GABA im Gehirn vor. Leider funktioniert dies allerdings nicht immer. Durch die Erhöhung von GABA, allein durch eine ketogene Ernährung, werden die Symptome von Epilepsie gemindert.

Nachteile der ketogenen Ernährung

Es ist allerdings nicht immer nur von positiven Effekten bei der ketogenen Ernährung die Rede, denn es gibt auch eine Vielzahl von negativen Auswirkungen auf den Körper. Manche stellen die ketogene Ernährung sogar als Gefahr dar.

Diese Gefahr steht aber meist in unmittelbarem Zusammenhang zu einer falsch durchgeführten ketogenen Diät. Der fatalste Fehler ist häufig, dass einfach nicht genug Wasser getrunken wird. Viel Flüssigkeit in Form von Wasser zu sich zu nehmen, ist natürlich immer wichtig, aber gerade während einer Keto-Ernährung brauch es Wasser, um eine Feuchtigkeitsbalance zu erhalten.

Durch die kohlenhydratarme Ernährung sinkt der Insulinspiegel. Ein sinkender Insulinspiegel regt die Nieren an, mehr Feuchtigkeit auszustoßen. Wird jetzt zusätzlich zu wenig Wasser getrunken, kann dies zu Austrocknungserscheinungen im Körper führen. Oftmals werden Kopfschmerzen als Nebenwirkung von ketogener Ernährung beschrieben. Neben einem gestörten Elektrolytegleichgewicht ist eine zu geringe Wasseraufnahme hier der Auslöser. Weitere Fehler können zum Beispiel sein, dass man nicht auf einen ausreichenden Schlaf achtet, nicht genügend Fette zu sich nimmt oder weiterhin zu viele Kohlenhydrate in der Ernährung vorkommen.

Bei der Induktionsphase zur Ketose kann es zu folgenden Nebenwirkungen kommen: Bauchschmerzen und Krämpfe, Kopfschmerzen, Müdigkeit, schlechter Atem, bedingt durch das

Ausströmen des Acetons durch den Atem, sich benebelt fühlen, Verstopfung. Diese sollen aber nach der Anpassungsphase wieder verschwinden. Wie lange diese dauert, ist verschieden.

UNTERSTÜTZUNG EINER FETTLEBER

Manche halten die ketogene Ernährung aber sogar für wirklich gefährlich. Und das kann sie auch sein. Wenn man genauer betrachtet, wer meist abnehmen möchte, dann stößt man häufig auf übergewichtige Menschen. Übergewichtige können eine nicht-alkoholische Fettleber haben.

Eine Fettleber lagert Fette ein. Stellen sich diese Menschen nun auf ketogene Ernährung um und verstärken folglich den Verzehr von Fetthaltigem, so führt dies nur zu einer Verstärkung ihrer Fettleber. Das kann zu ernsthaften Folgeerkrankungen führen. Allerdings ist dies eher der Fall, wenn sich diese Menschen nicht ausreichend mit der Ernährungsweise bei einer ketogenen Diät auseinandersetzen und zum Beispiel nur schlechte Fette zu sich nehmen. Mehrere Studien zeigen, dass die ketogene Ernährung eine Fettleber sogar zurückbilden kann, wenn man die ketogene Ernährung fachgerecht durchführt.

LEBENSMITTELAUSWAHL BESCHRÄNKT

Ein großer Nachteil, der natürlich auch nicht zu verachten ist, ist die Beschränkung der Lebensmittelauswahl. Es kann nun fortan einfach nicht mehr alles, wonach einem der Sinn steht, gegessen werden. Bei jedem Lebensmittel muss man abwägen, ob es vom Gehalt der Kohlenhydrate in die ketogene Ernährung passt oder eben nicht. Auf Dauer gewöhnt man sich sicherlich daran. Allerdings wird es erst mal eine große Umstellung für den eigenen Geist sein, jedes Lebensmittel zu hinterfragen. Wie bei jeder Diät ist folglich eine ganze Menge Motivation vonnöten. Nur ein kleiner Aussetzer und schon kann es das mit der Ketose auch erst mal wieder gewesen sein.

ÖKOLOGISCHER ASPEKT DER KETOGENEN ERNÄHRUNG

Ein weiterer Aspekt, der unbedingt beleuchtet

werden sollte, ist der ökologische Fußabdruck, den die ketogene Ernährung hinterlässt. Viele Lebensmittel, die zur ketogenen Ernährung gehören, sind tatsächlich leider nicht sonderlich nachhaltig. Dazu gehören zum Beispiel einige Hülsenfrüchte und Gemüsesorten, z.B. Avocado, Topinambur oder Soja, Fisch, Fleisch, Wurstwaren in großen Mengen und verarbeitete Zuckerersatzstoffe aus aller Welt, z.B. Stevia.

Bedeutet das also, dass ketogene Ernährung und die Liebe zur Umwelt nicht einhergehen? Nein, denn es besteht auch hier die Möglichkeit, sich aus ökologischer Sicht nichts vorwerfen zu müssen, wenn man vor allem auf regionale Produkte setzt. Außerdem sollte man Nüsse, die hochwertigen Öle und andere Importprodukte in speziellen Fair-Trade-Shops kaufen. Außerdem ist es sicherlich sinnvoll, einen Blick auf die vegetarischen oder veganen Keto-Rezepte zu werfen, die in einem späteren Abschnitt noch beschrieben werden.

Die
Ernährungsumstellung

Um seine Ernährung zu einer ketogenen umzuwandeln, ist an sich nichts Besonderes zu beachten. Sie können direkt starten. Wichtig sind Motivation und ein starker Wille! Haben Sie beides im Gepäck, dann steht einer erfolgreichen Nahrungsumstellung nichts mehr im Wege.

Denn wie wir bereits gelernt haben, wird es erst mal schlimmer, bevor man sich besser fühlt. Es kann zu der sogenannten Keto-Grippe kommen. Kopfschmerzen, Verstopfungen, grippeähnliche

Symptome. All das, was man nun mal wirklich so gar nicht haben will. Aber das geht vorüber. Wichtig ist es, stark zu bleiben. Denn dann warten viele positive Effekte als Belohnung bei erfolgreicher Umstellung auf die Ketose. Schummelt man zwischendurch, macht man es sich selbst nur schwerer und die Anpassung an eine Ketose dauert länger. Es lohnt sich also wirklich, am Ball zu bleiben. Am besten ist es, eine Umstellung der Ernährung mit seinem Arzt abzusprechen. Dieser kann die Ernährungsumstellung betreuen und somit ausschließen, dass ein Mangel für den Keto-Anfänger entsteht.

Die wichtigste Frage nach dem theoretischen Teil ist aber natürlich:

WELCHE LEBENSMITTEL SIND IN DER KETOGENEN ERNÄHRUNG ERLAUBT?

Erlaubt sind zum Beispiel Milchprodukte. Es ist ratsam, eher fettreiche Milchprodukte wie Butter, Käse und Sauerrahm zu essen und dabei normale Milch zu meiden. Außerdem darf man ordentlich Fleisch essen, denn alle Sorten Fleisch sind erlaubt. Fisch im Allgemeinen ist sehr empfehlenswert. Am besten eignet sich fetter Fisch, wie zum Beispiel Lachs, Forelle, Sardellen, Sardinen und Hering. Damit ist die Omega-3-Fettsäure Aufnahme gesichert.

Außerdem gehen Eier hervorragend mit einer ketogenen Ernährung einher. Sie bestehen größtenteils aus Fett und Eiweiß. Außerdem sind sie ein wichtiger Lieferant von Mineralien sowie von wichtigen Vitaminen.

Weiterhin eignen sich Samen und Nüsse. Bis auf Pistazien und Cashewnüsse sind sie geeignet, um der Ketose nicht im Wege zu stehen. Gewürze und Kräuter sind auch unbedenklich und können in allen Umfängen genutzt werden, genauso wie grünes Gemüse.

Der Obstgenuss ist eher schwierig bei einer ketogenen Ernährung, bis auf zum Beispiel Beeren, Avocados und Oliven.

Nachfolgend soll aufgezeigt werden, wie viel Gramm Kohlenhydrate in 100 Gramm Gemüse versteckt sind. Anhand dieser Tabelle lässt sich eine Aussage treffen, welches Gemüse besonders geeignet ist und welches eher nicht.

Gemüse

Aubergine 3,1 g

Blumenkohl 2,3 g

Broccoli 2,4 g

Chicorée 0,7 g

Chinakohl 1,2 g

Eisbergsalat 1,6 g

Endivie 1,2 g

Feldsalat 2 g

Fenchel 2,3 g

Grünkohl 2,5 g

Gurke 2 g

Knollensellerie 2,4 g

Kopfsalat 1,1 g

Mangold 2,7 g

Pilze 0,6 g

Radicchio 1,6 g

Radieschen 2,1 g

Rettich 2,6 g

Romana Salat 1,3 g

Rosenkohl 3,5 g

Rucola 2,1 g

Schwarzwurzel 2,1 g

Spargel 3,3 g

Spinat 0,8 g

Stangensellerie 1,5 g

Tomate 3,2 g

Wirsingkohl 2,9 g

Zucchini 2 g

Folgende Getränke gehen mit einer ketogenen Ernährung einher:
Tee: grün, schwarz oder Kräuter

Roter Wein

Schwarzer Kaffee

Wasser

Light und Zero-Limonaden

WELCHE LEBENSMITTEL GILT ES ZU MEIDEN?

Im Rahmen der ketogenen Ernährung gilt es, hauptsächlich Nahrungsmittel mit vielen Kohlenhydraten oder Transfetten zu meiden. Also Finger weg von: Pflanzlichen Ölen, Frühstücksflocken, stärkehaltigem Gemüse (wie zum Beispiel Kartoffeln), Reis, Pasta, Brot und jeglichem Gebäck. Diese Lebensmittel hemmen die Ketose.

In der nachfolgenden Tabelle können Sie entnehmen, wie viele Gramm Kohlenhydrate in 100

Gramm Obst versteckt sind.

Obst

Ananas 12 g

Apfel, frisch 11 g

Aprikosen 9 g

Banane, frisch 21 g

Birne 12 g

Brombeeren 6 g

Erdbeeren 5 g

Feigen, frisch 13 g

Granatapfel 17 g

Grapefruit 9 g

Guaven 9 g

Heidelbeeren 6 g

Himbeeren 5 g

Honigmelone 12 g

Johannisbeeren 6 g

Kaki 17 g

Kirschen 13 g

Mandarinen 10 g

Mango 13 g

Melone 5 g

Mirabellen 16 g

Nektarine 12 g

Orange 8 g

Pflaumen 10 g

Physalis 6 g

Preiselbeeren 6 g

Quitte 7 g

Stachelbeeren 9 g

Weintrauben 15 g

Zuckermelone 12 g

Unschwer zu erkennen, ist hierbei, dass Obst wirklich viele Kohlenhydrate in Form von Fruchtzucker enthält. Daher sollte Obst überwiegend kein Bestandteil der ketogenen Ernährung sein.

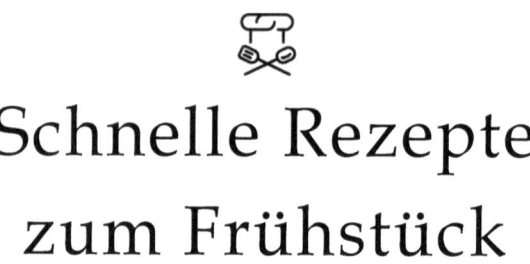

Schnelle Rezepte zum Frühstück

Gerade für uns Deutsche ist ein kohlenhydrathaltiges Frühstück die Grundlage für einen guten Start in den Tag. Doch diese Frühstücksideen begeistern auch in ihrer ketogenen Form.

KETOGENE PANCAKES

Spätestens jetzt stellt sich heraus, dass ketogene Ernährung nicht unbedingt traurig sein muss. Selbst Pancakes sind erlaubt. Aber natürlich unter bestimmten Voraussetzungen.

Man nehme:

¼ TL Flohsamenschalen

1 Prise Salz

1 TL Backpulver

120 g Kokosmehl

180 g Kokosmilch

2 TL Kokosöl

6 Eier

Zubereitung:

1. Der erste Schritt ist es, die Eier zu trennen und danach das Eiweiß steif zu schlagen. Fügen Sie eine Prise Salz hinzu.

2. Als Nächstes werden Eigelb, Kokosmilch und Kokosöl in einer separaten Schüssel verrührt.

3. Mischen Sie anschließend das Kokosmehl, die Flohsamenschalen und das Backpulver dazu. Es muss gerührt werden, bis der Teig glatt ist.

4. Abschließend wird der Eischnee untergehoben und der Teig für ungefähr 5 Minuten stehen gelassen.

5. Die Pancakes nun auf mittlerer Stufe in einer Pfanne mit Kokosöl braten.

FRÜHSTÜCKSTASCHEN MIT RÜHREI

Man nehme:

120 g geriebenen Mozzarella

3 Eier

30 g Mandelmehl

4 Scheiben Bacon Frühstücksspeck

40 g Butter

Zubereitung:

1. Als Erstes den Mozzarella bei niedriger Hitze schmelzen.

2. Nun das Mandelmehl hinzufügen und verrühren.

3. Teilen Sie den Teig in zwei gleiche Portionen. Nun mit einem Nudelholz glatt ausrollen. Teiglinge jeweils mit zwei Scheiben Bacon auslegen. Heizen Sie den Ofen auf 180 Grad Umluft vor.

4. Nun das Rührei braten, salzen und anschließend auf dem Teig verteilen. Diesen dann verschließen und auf ein Backblech legen.

Der Schnitt sollte hierbei unten sein, damit sie nicht aufgehen.

5. Wichtig ist es, oben mehrere Male mit einer Gabel einzustechen. So kann der Dampf entweichen und die Taschen reißen nicht auf.

6. Als Letztes die Taschen bei 200 Grad 15 - 20 Minuten backen.

KETOGENE FRÜHSTÜCKSBRÖTCHEN

Zum Glück gibt es dieses Rezept der ketogenen Frühstücksbrötchen. So muss man auch am Sonntag seine Gewohnheiten nur etwas ändern.

Man nehme:

1 TL Salz

½ Packung Backpulver

150 ml Wasser, sehr heiß

160 g gemahlene Mandeln, blanchiert

25 g Flohsamenschalen, gemahlen

3 Eiweiß

Zubereitung:

1. Als Erstes den Ofen auf 175 Grad Umluft vorheizen.

2. Flohsamenschalen, Mandeln, Salz und Backpulver vermischen. Anschließend das Eiweiß zu allen trockenen Zutaten mischen und mit dem heißen Wasser vermengen.

3. Nun vierteln Sie den Teig und formen Sie daraus Brötchen. Diese werden dann 45 Minuten gebacken.

KETO MUFFINS

Muffins sind immer ein empfehlenswertes Gericht. Man kann sie vorbereiten und später essen oder auch perfekt zwischendurch verzehren und zum Mitnehmen nutzen.

Man nehme:

165 g Mandelmehl

65 g grob gemahlenen Leinsamen

80 g Erythrit

2 TL Backpulver

1 TL Zimt

½ TL Salz

30 g gehackte Walnüsse

6 Eier

120 ml Kokosöl

120 ml Kokosmilch

1 Zitrone

Zubereitung:

1. Der erste Schritt ist es, den Ofen auf 170 Grad vorzuheizen und die Muffinförmchen vorzubereiten. Im Optimalfall verwendet man Silikonformen.

Ansonsten sollten ein Muffinblech eingefettet oder Papierförmchen ausgelegt werden.

2. Als Nächstes werden alle trockenen Zutaten gemischt. Die Walnüsse bleiben hier aber erst mal außen vor. Reiben Sie die Schale der Zitrone ab und vermischen Sie sie zusammen mit den nassen Zutaten in einer anderen Schüssel. Anschließend werden die trockenen Zutaten hinzugegeben und alles wird gründlich mit einem Rührgerät oder einem Schneebesen vermischt.

3. Füllen Sie nun die Muffinformen zu ¾ voll und garnieren Sie sie mit den gehackten Walnüssen. Die Muffins werden 20 - 25 Minuten gebacken. Mit der Stäbchenprobe findet man heraus, ob sie durch sind. Dazu mit einem Holzstäbchen in einen der Muffins bis zum Boden piken. Ist noch Teig am Stäbchen, sollten die Muffins noch einige Minuten im Ofen bleiben. Ist das Stäbchen trocken, dann sind die Muffins fertig. Lassen Sie sie anschließend abkühlen und nehmen sie dann aus den Formen.

EIER-MUFFINS

Eier-Muffins lassen sich hervorragend als Meal-Prep-Idee nutzen. Oftmals ist die Zeit am Morgen knapp. Dann einfach die Eier-Muffins im Kühlschrank aufbewahren und in der Mikrowelle kurz aufwärmen. Kalt schmecken sie aber auch.

Man nehme:

6 Eier

1 - 2 fein gehackte Frühlingszwiebeln

100 g Kochschinken

100 g geriebener Käse

1 TL Pesto

Zubereitung:

1. Alle Zutaten werden klein geschnitten. Anschließend die Eier mit Käse und Pesto vermischen und in Muffinförmchen oder im Muffinblech verteilen.

2. Verteilen Sie nun die Frühlingszwiebeln und den Schinken gleichmäßig auf alle Muffins. Bei 180 Grad 20 - 30 Minuten fertig backen.

Schnelle herzhafte Rezepte

AVOCADO-SCHIFFCHEN MIT EI UND SPECK

Man nehme:

1 Avocado

1 Stängel Petersilie Bio

2 Eier Bio

2 Streifen Speck aus Weidehaltung

Pfeffer und Salz

Zubereitung:

1. Als Erstes den Backofen auf 180 Grad Umluft vorheizen. Dann wird die Avocado geteilt und der Kern entfernt. Als Nächstes wird der Platz in der Mulde der Avocado vergrößert, um Platz für die Füllung zu schaffen.

2. Pro Avocadohälfte einen Streifen Speck hineingeben. Nun das Ei über den Speckstreifen in die Mulde geben und pfeffern und salzen. Legen Sie die Avocados auf ein Backblech und backen Sie sie für 20 Minuten.

ZUCCHINISPAGHETTI MIT WILDLACHS

Man nehme:

½ Limette

1 Bund Dill

1 Frühlingszwiebel

1 Knoblauchzehe

1 Stück Wildlachsfilet

1 Zucchini

100 ml Kokosmilch

2 TL Olivenöl

3 EL Apfelessig

Salz und Pfeffer

Zubereitung:

1. Als Erstes die Zucchini in Nudeln verwandeln, indem sie gewaschen und mit einem Spiralschneider in Streifen geschnitten werden.

2. Die Frühlingszwiebel klein schneiden, den Knoblauch mit einer Knoblauchpresse pressen und andünsten.

3. Nun reiben Sie den Wildlachs mit Salz und Pfeffer ein und beträufeln ihn mit gepresstem Limettensaft. Nun mit den Zwiebeln und dem Knoblauch zusammen anbraten.

4. Fügen Sie die Kokosmilch hinzu und schmecken Sie die Soße mit den Gewürzen und Apfelessig ab. Dann die Zucchininudeln und Dill hinzugeben. Das Ganze wird nun für 2 Minuten köcheln gelassen.

KETO PIZZA

Man nehme:

Für den Teig:

200 g Mozzarella, gerieben (nicht frisch!)

50 g Mandelmehl

50 g Butter

Gewürze nach Wahl: Oregano, Thymian, Pizzagewürz oder Ähnliches

Für den Rest:

200 g Tomaten aus der Dose, stückig

3 EL Olivenöl

2 Knoblauchzehen

Cayennepfeffer

Einige Basilikumblätter

100 g Baguettesalami

125 g Mozzarella frisch/Kugel

Zubereitung:

Nachfolgend wird aufgezeigt, wie der Boden zubereitet wird.

1. Als Erstes werden Mozzarella und Butter im Topf oder in der Mikrowelle geschmolzen. Das Fett darf sich dabei nicht vom Protein trennen.

2. Mandelmehl und Gewürze dazugeben und so lange kneten und falten, bis alles gleichmäßig verteilt ist. Nun aber schnell zwischen zwei Backpapieren ausrollen, der Teig sollte ca. 3 mm dick sein. Mit einer Gabel einstechen, damit sich keine großen Blasen bilden. Anschließend bei 180 Grad Ober- und Unterhitze für 10 - 12 Minuten vorbacken, bis der Teig gleich goldbraun ist.

3. Für die Sauce nun erst mal das überschüssige Wasser von den Tomaten abgießen. Dann den Knoblauch schälen und pressen und das Basilikum fein hacken.

4. Nun mit den stückigen Tomaten und Olivenöl mischen und fein abschmecken. Als Nächstes wird die Sauce auf dem Boden verteilt und ½ Mozzarella-Kugel in Stücken darauf verteilt. Die Salami kann nun dazugegeben werden. Den restlichen Mozzarella drüberstreuen. Bei 180 Grad fertig backen, bis der Käse obendrauf geschmolzen ist (ca. 10 Minuten).

KETOGENER BROKKOLI AUFLAUF

Man nehme:

500 g Brokkoli

2 Knoblauchzehen

50 g Parmesan (Stück)

40 g geriebener Gouda

2 Eier (Gr. M)

150 ml Schlagsahne

75 g Doppelrahmfrischkäse

Salz und Pfeffer

Muskat

75 g Schinkenwürfel

Zubereitung:

1. Als Erstes den Brokkoli putzen, waschen, Röschen vom Strunk schneiden und eventuell etwas kleiner teilen. Dann den Strunk in ca. 2 cm kleine Stücke schneiden.

2. Die Röschen und den Strunk in kochendem Salzwasser 2 - 3 Minuten blanchieren. Abgießen und kalt abschrecken.

3. Nun die Schale des Knoblauchs entfernen und diesen pressen. Anschließend den Parmesan reiben und zum Gouda mischen. Backofen vorheizen auf Umluft: 180 Grad.

4. Die Sahne, die Eier und den Frischkäse verrühren. Mit Muskat, Salz und Pfeffer würzen. Nun Knoblauch, die Hälfte des Schinkens und den halben Käse unterrühren.

5. Den Brokkoli zusammen mit der Eiermasse in eine Auflaufform geben. Mit dem restlichen Schinken sowie dem restlichen Käse bestreuen. Den Brokkoliauflauf im heißen Ofen ca. 15 Minuten backen.

LEICHTES ABENDLICHES KETOGENES FISCHSÜPPCHEN

Man nehme:

1 EL MCT-Öl

1 Handvoll Petersilie

1 TL Salz

130 g Schalotten

15 g Frühlingszwiebeln

25 g Red Curry Paste

400 ml Knochenbrühe

400 ml Kokosmilch

45 ml Limettensaft, frisch

480 g Heilbutt

Zubereitung:

1. Als Erstes erhitzen Sie Öl in der Pfanne. Danach schälen Sie die Schalotten und hacken sie fein. Nun die Schalotten anschwitzen, bis sie glasig sind. Mit Brühe ablöschen.

2. Vermischen Sie die Currypaste mit der Kokosmilch und lassen Sie diese für 5 Minuten köcheln.

3. Anschließend den Heilbutt vorsichtig zur Suppe geben, aber vorher mit kaltem Wasser abspülen. Lassen Sie alles nun weitere 8-10 Minuten weiter köcheln.

KETO FLAMMKUCHEN

Ein kohlenhydratarmer Flammkuchen darf auf keinen Fall bei ketogenen Rezepten fehlen.

Man nehme:

1 Ei Bio

70 g frisch geriebenen Gouda

70 g körnigen Hüttenkäse oder Frischkäse

50 g Bacon, gewürfelt

50 g Crème fraîche

1 Frühlingszwiebel

10 g Mandelmehl

Zubereitung:

1. Heizen Sie den Backofen auf 175 Grad Umluft vor.

2. Als Erstes das Ei, den Käse, den Hütten- oder Frischkäse und das Mandelmehl miteinander verrühren.

3. Dann den Teig auf einem Backblech verteilen und diesen für etwa 20 Minuten bei 180 Grad im Backofen backen.

4. In der Zwischenzeit können Sie die Frühlingszwiebel klein schneiden, den Bacon würfeln.

5. Nach 20 Minuten wird der Teig aus dem Ofen geholt und auf diesem Crème fraîche verteilt. Dazu kommen dann die Bacon Würfel und die Frühlingszwiebeln. Nun kommt der Flammkuchen noch einmal für 5 Minuten in den Ofen.

KETOGENE KÖTTBULLAR

Man nehme:

1 Ei

1 EL Kartoffelfasern

1 TL Guarkernmehl

1 l Gemüsebrühe zum Kochen

1 TL gehackte Petersilie

2 EL Butterschmalz zum Braten

400 g Rinderhackfleisch

Pfeffer, Salz, etwas Paprika-, Knoblauch- und Zwiebelpulver

Man nehme für die Sauce:

1 TL Tomatenmark

150 ml Gemüsebrühe

200 ml Schlagsahne

2 EL glutenfreie Sojasauce

2 EL Kartoffelfasern

Frische Petersilie

½ TL Dijonsenf

Zubereitung:

1. Als Erstes das Hackfleisch, das Ei, die Petersilie, das Salz, das Guarkernmehl sowie die Gewürze mit

den Kartoffelfasern vermischen. Währenddessen die Gemüsebrühe aufkochen.

2. Nun nehmen Sie von der Fleischmasse mit einem kleinen Löffel kleine Stücke heraus und formen diese mit den Händen zu kleinen Bällchen. Diese Fleischbällchen werden anschließend in die kochende Gemüsebrühe gegeben. Reduzieren Sie die Temperatur auf die mittlere Stufe und lassen Sie das Ganze für 10 Minuten köcheln. Nun in einer Pfanne die gekochten Bällchen braten, bis sie knusprig gebräunt sind.

3. Anschließend den Senf, das Tomatenmark, die Sojasauce und die Sahne hinzufügen und aufkochen lassen.

4. Reduzieren Sie nun die Temperatur, geben Sie die Suppe hinzu und rühren Sie die Kartoffelfasern ein. Es sollte nun gekocht werden, bis es sämig wird.

5. Gegebenenfalls muss mehr Suppe hinzugefügt werden, um die Konsistenz zu ändern. Die Bällchen in der Suppe erwärmen und genießen.

KETOGENES SUSHI

Sushi ohne Reis? Kein Problem mit diesem Rezept.

Man nehme:

150 g Blumenkohl

Sesamöl

3 g Apfelessig

15 g Frischkäse

Salz

Noriblatt

Gurke, kleine Streifen

Karotten, kleine Streifen

Avocado (Hass), kleine Streifen

Bio Räucherlachs

Zubereitung:

1. Als Erstes den Blumenkohl hacken und mit Sesamöl ca. 5 - 10 Minuten braten/dünsten, sodass er noch etwas Biss hat. Lassen Sie nun den gebratenen Blumenkohlreis etwas abkühlen.

2. Nun Apfelessig mit Frischkäse und etwas Salz mischen und dann weiter mit dem Blumenkohlreis mischen. Die Blumenkohlmischung wird dünn auf ein Noriblatt gestrichen, oben 2 cm frei lassen.

3. Mit einem Streifen Gurke, Möhre, Avocado und frischem rohen Lachs belegen, eng einrollen und in 1 cm dicke Rollen schneiden.

THUNFISCH PIZZA

Eine leckere Pizza und trotzdem nicht von der ketogenen Ernährung abweichen? Mit folgendem Rezept ist das kein Problem.

Man nehme:

1 Ei

100 g frische Salatblätter

120 g Chicorée

150 g Thunfisch in Öl

40 g Emmentaler, gerieben

40 g Zwiebel

50 g Peperoni, rot

50 g Speckwürfel

Zubereitung:

1. Zuerst den Thunfisch auf einem Küchentuch abtropfen lassen und mit dem Ei gründlich verrühren.

2. Nun die Peperoni putzen, in der Mitte teilen, von den Kernen befreien und anschließend würfeln. Dann den Chicorée säubern und zerteilen.

3. Als Nächstes wird die Zwiebel geschält, klein geschnitten und in der Pfanne glasig angeschwitzt. Fügen Sie nun das andere Gemüse hinzu sowie die Speckwürfel und lassen das Ganze 8 Minuten zusammen andünsten.

4. Währenddessen auf einem Backblech den Thunfisch platt drücken, sodass er zu einem Pizzaboden wird.

5. Anschließend die Gemüsemischung gleichmäßig auf dem Pizzaboden aus Thunfisch geben. Danach mit dem Käse bestreuen. Nun die Pizza für 20 Minuten im Backofen backen.

HÄHNCHEN GESCHNETZELTES MIT ZUCCHINI NUDELN

Man nehme:

100 g geriebenen Parmesan

2 EL Butter

2 Knoblauchzehen

2 Zucchini

200 g Sahne

300 g Hähnchenbrustfilet

Petersilie

Salz und Pfeffer

Zubereitung:

1. Als Erstes die Hähnchenbrustfilets von überschüssigem Fett befreien, dann in viele kleine Stücke zerteilen und mit Pfeffer und Salz würzen.

2. Die Knoblauchzehen fein hacken und mit den Hähnchenstücken anbraten, bis das Hähnchen gar ist.

3. In der Zwischenzeit mit einem Spiralschneider die Zucchini zu Spaghetti verarbeiten und einen Topf mit Wasser aufsetzen. Sobald das Wasser kocht, die Zucchini hineingeben, zur Seite stellen und 10 Minuten ziehen lassen.

4. Die Hähnchenbrust mit Sahne ablöschen und den geriebenen Parmesan unterrühren. Das Ganze für ca. 5 - 10 Minuten weiter köcheln lassen und gelegentlich umrühren, sodass nichts anbrennt.

5. Die Zucchinispaghetti in ein Sieb gießen. Nun alles auf einem Teller anrichten und mit der Hähnchensahnesoße bedecken. Die gehackte Petersilie obendrauf und schon darf man es genießen.

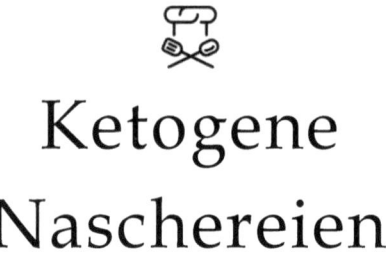

Ketogene Naschereien

Es ist schwer vorstellbar, aber selbst ohne Zucker und Kohlenhydrate kann man echte Naschereien zaubern. Es gibt bombastisch viele Rezepte für ketogene Süßigkeiten. Hier eine kleine Auswahl zum Testen.

KETO PORRIDGE MIT BROMBEEREN

Mit diesem Rezept ist es möglich, einen Frühstücks-Porridge der anderen Art zu kreieren.

Man nehme:

¼ TL Vanillepulver

1 Prise Salz

1 TL Kürbiskerne

1 TL Sonnenblumenkerne

2 EL Mandelmus

2 TL Leinsamen

20 g Mandelkerne

20 g Mandelmehl

30 g Hanf-Samen

30 g Kokosraspeln

300 ml Mandeldrink

50 g frische Brombeeren

Zubereitung:

1. Als Erstes den Mandeldrink zusammen mit dem Vanillepulver in einem kleinen Topf zum Kochen bringen.

2. Mandelmehl, Hanfsamen, Leinsamen, Kokosraspeln und Salz mischen. Dieses Gemisch dann in den Kochtopf geben und 5 Minuten bei mittlerer Hitze aufquellen lassen. Ab und zu umrühren.

3. Derweil Mandeln hacken. Die Brombeeren nun säubern und anschließend trocknen.

4. Nun den Porridge auf Schälchen verteilen. Anschließend mit Brombeeren, gehackten Mandeln, Mandelmus, Kürbiskernen und Sonnenblumenkernen belegen.

KETOGENE BROWNIES

Brownies lassen jedes Herz höherschlagen. Wenn sie dann auch noch ketogen sind, steht dem Naschen nichts mehr im Weg.

Man nehme:

¼ TL Natron

1 Prise Salz

1 Prise Vanille

1 Prise Zimt

2 getrennte Eier

20 g Backkakao

20 g Butter

20 g Schokolade (Xukkolade), Edelbitter

20 ml Sonnenblumenöl oder Kokosöl

40 g Xylit

70 g gemahlene Mandeln

Zubereitung:

1. Heizen Sie den Backofen auf 190 Grad Ober- und Unterhitze vor.

2. Nun trennen Sie die Eier. Schlagen Sie in einer Schüssel das Eiweiß zusammen mit einer Prise Salz steif. Danach Öl, Butter, und die Xukkolade miteinander verschmelzen.

3. Anschließend alles bis auf den Eischnee mit dem Butter- und Schokoladenmix vermischen. Diese Masse wird schnell fest.

4. Als Letztes den Eischnee unter die Mischung heben. Nun sollte die Masse in einer Form, die mit Backpapier ausgelegt wurde, für 20 Minuten ausgebacken werden. Eine Stäbchenprobe durchführen.

SCHOKOKUCHEN

Man nehme:

4 Eier

90 g Xylit oder Erythrit

60 ml Mandelmilch oder Soja-/Kuhmilch

2 EL Kokosöl oder Butter

180 g gemahlene Mandeln, blanchiert

40 g Backkakao

2 TL Backpulver

1 Prise Salz

Für das optionale Frosting:

55 g Butter, weich

100 g Puderxucker aus Erythrit

200 g Frischkäse

50 g Backkakao

1 EL Mandelmilch bei Bedarf

Zubereitung:

1. Den Backofen auf 175 Grad Ober- und Unterhitze vorheizen. Eine kleine Springform (20 cm) einfetten und mit Mandeln ausstreuen.

2. Die Eier trennen. Die Eigelbe anschließend mit dem Süßungsmittel sehr schaumig schlagen. Dann den Eischnee steif schlagen.

3. Das flüssige Kokosöl und die Mandelmilch unter die Eiermasse rühren. Mandeln mit Backpulver und Salz und Kakao mischen und ebenfalls vorsichtig unterrühren. Als Letztes den Eischnee unterheben. Als Nächstes den Teig in die von Ihnen vorbereitete Form füllen und glattstreichen. Den Kuchen ca. 30 Minuten backen

4. Für das optionale Frosting dann die weiche Butter mit dem Puderxucker schaumig schlagen. Den Frischkäse und den Kakao unterrühren. Wenn die Creme zu fest ist, 1 - 2 EL Mandelmilch dazugeben. Das Frosting auf dem abgekühlten Kuchen verteilen.

KETO MILCHSCHNITTEN

Man nehme:

5 Eier

120 g gemahlene Mandeln

4 EL Xucker

Kakao

Für die Creme:

200 g Sahne

100 g Quark

etwas Süßstoff

gemahlene Gelatine

Zubereitung:

1. Als Erstes die 5 Eier voneinander trennen und das Eiweiß steif aufschlagen. Eigelb, Mandeln, Xucker und Kakao dazugeben und verrühren.

2. Anschließend den Teig auf ein ausgelegtes Backblech verteilen und bei 180 Grad Ober- und Unterhitze ca. 10 - 15 Minuten backen. Das Ganze abkühlen lassen.

3. Dann die gemahlene Gelatine mit 4 - 6 EL Wasser anrühren und 10 Minuten stehen lassen. Danach im Wasserbad erwärmen.

4. Nun schlagen Sie die Sahne steif. Zu der Sahne den Quark hinzugeben und süßen. 2 EL zur Gelatine geben und umrühren, bis alles flüssig ist.

5. Vorsichtig die Gelatine und das Vanillearoma dazugeben. Den Boden damit bestreichen, einen Deckel drauf. Nun alles zurechtschneiden und kühlen.

KETOGENER ZITRONEN KÄSEKUCHEN

Man nehme:

Für den Kuchenboden:

130 g Leinmehl

60 g Butter

1 Ei

4 g Stevia

Für das Zitronen Käsekuchen Topping:

60 g Zitronensaft von 2 Biozitronen

10 g Stevia

300 g Sahne

10 g Bindobin

250 g Frischkäse

7 g Agar

15 g Zitronenschale von 2 Biozitronen

Zubereitung:

Des Bodens:

1. Heizen Sie den Ofen auf 200 Grad vor und mischen Sie anschließend die Zutaten für den Kuchenboden miteinander.

2. Fetten Sie eine Springform ein und verteilen Sie darauf den Teig. Nun den Teig ca. 18 Minuten backen und danach vollständig auskühlen lassen.

Des Zitronen Käsekuchen Toppings:

1. Nun die Temperatur des Ofens auf 125 Grad reduzieren. Frischkäse, Bindobin, Stevia und Sahne vermischen. Pressen Sie eine Zitrone aus und geben Sie den Saft hinzu (in etwa sollten 60 ml aus der Zitrone herausgepresst werden). Danach die Zitronen reiben. Ca. 20 Gramm zum Teig hinzufügen.

2. 150 Gramm Wasser (entsprechend 150 ml) erhitzen und mit dem Agar vermischen. Alles weitere 2 Minuten lang aufkochen lassen und den Teig dazumischen. Mischung abschmecken und eventuell noch mehr Süße in Form von Stevia hinzugeben. Abschließend das Topping auf dem Boden glattstreichen.Stellen Sie die Springform in den Backofen und lassen es 30 - 40 Minuten backen. Den Kuchen herausnehmen und abkühlen lassen. Mehrere Stunden – am besten über Nacht – im Kühlschrank abkühlen lassen.

KETOGENER KAISERSCHMARRN

Man nehme:

Kaiserschmarrn:

1 Eiweiß

1 EL Butter

1 EL Flohsamenschalen, gemahlen

1 TL Puderxucker

100 g Hüttenkäse (körniger Frischkäse)

3 Eier

40 g Frischkäse Bio, Doppelrahmstufe

Nach Bedarf: Rum-Aroma, Zitronensaft, Zimt und Stevia

Vanillesauce:

100 ml Bio-Schlagsahne, mind. 30 % Fett

Vanille nach Belieben

1 Eigelb

Zubereitung:

Kaiserschmarrn:

1. Schmelzen Sie bei mittlerer Hitze die Butter in einer Pfanne.

2. Nun den Frischkäse, den Hüttenkäse und die 3 Eier in einer Schüssel vermengen. Anschließend pürieren Sie alles, bis eine glatte Konsistenz entsteht.

3. Anschließend den Teig mit Rum-Aroma, Zimt und Stevia abschmecken. Rühren Sie die Flohsamenschalen unter den pürierten Teig.

4. Nachdem Sie ein Ei getrennt haben, schlagen Sie dessen Eiweiß steif. Anschließend das steif geschlagene Ei mit Vorsicht unterheben. Ist dies erledigt, den portionierten Teig behutsam in die erhitze Pfanne gießen. Sobald am Rand ein leichter dünner brauner Rand entsteht, den nun entstandenen Pfannkuchen wenden und vierteln.

5. Weiterhin braten, bis die gewünschte Bräunung erreicht ist. Sie können den Pfannkuchen auch weitere Male wenden und kleiner teilen.

Zubereitung der Vanillesauce:
1. Als Erstes ein Wasserbad ansetzen. Dann die Sahne und die Vanille im Wasserbad erhitzen – nicht

kochen!

2. Fügen Sie das Eigelb vom Ei dazu, anschließend die Sauce gut verrühren, wenn sie leicht abgekühlt ist, auf dem Kaiserschmarrn drapieren.

Ketogene Ernährung als Vegetarier oder Veganer

Sich ketogen zu ernähren, aber dabei auf tierische Produkte zu verzichten, klingt erst mal schwierig, nachdem Fleisch einen hohen Anteil der ketogenen Ernährung ausmacht. Aber wer auf Tierisches verzichten will oder muss, kann auch ketogen leben.

Die Probleme, die die ketogene Ernährung mit sich bringt, sind vor allem Umwelt- und Gesundheitsprobleme. Bei fleischhaltigen Diäten ist das Hauptproblem, welchem Ursprung die Fleischprodukte entstammen. Dazu zählen Fleisch- und Milchprodukte. Diese Produkte können ernährungsbedingt minderwertig sein, wenn sie in konventionellen Tierernährungsbetrieben produziert werden.

Diese Produkte tragen dann zum Missbrauch an Tieren, Klimawandel und Missbrauch der Umwelt bei. Außerdem erhöht sich das Risiko auf Herzerkrankungen, wenn hauptsächlich verpacktes Fleisch, wie Salami, Speck und Schinken, konsumiert werden. Diesen Risiken kann man entgegenwirken, indem man die ketogene Ernährung mit der vegetarischen oder veganen vereint. Somit erschafft man einen Ernährungsplan, der für Mensch und Tier gesünder ist. Obwohl Fleisch eine der wichtigsten Proteinquellen bei der Keto-Diät ist, kann man diesen Bedarf auch durch Eier oder Käse decken.

Das gilt aber natürlich nur für die Keto-Vegetarier-Variante. Möchte man keto-vegan leben, so empfiehlt es sich, Tofu oder Tempeh als

Hauptproteinlieferant zu nutzen.

NAHRUNGSMITTEL FÜR KETO VEGANER

Diese nachfolgend aufgeführten Lebensmittel sind die Grundnahrungsmittel für einen Keto Veganer. Im nächsten Kapitel gibt es dazu noch ein paar Rezept-Anregungen.

Spinat

Salat

Spargel

Kohl

Gurke

Brokkoli

Blumenkohl

Aubergine

Paprika

Zwiebeln

Avocado

Oliven

Beeren

Tofu und Tempeh

Soja Produkte

Nüsse und Samen

Hochwertige Öle

NAHRUNGSMITTEL FÜR KETO VEGETARIER

Natürlich gehen alle veganen Keto-Nahrungsmittel auch mit der vegetarischen Ernährung einher. Zusätzlich dürfen Veggie-Liebhaber aber Eier, Milch, Käse und Butter zu sich nehmen. Damit Sie gleich einen richtigen Einblick in die fleischlose ketogene Ernährung bekommen, gibt es nachfolgend leckere Rezeptideen.

Leckere Rezeptideen für fleischlose Keto-Kunst

KETOGENES KNÄCKEBROT

Knäckebrot ist immer eine gute Wahl, wenn es schnell gehen soll. Einmal vorbereitet, hält es sich eine ganze Weile in einem luftdichten Gefäß und mit einem leckeren Aufschnitt kombiniert, ist es ein echtes Geschmackserlebnis.

Man nehme:

½ TL Salz

2 EL Flohsamenschalen

200 ml Wasser

30 g Leinsamen

50 g Kürbiskerne

50 g Sesamsamen

50 g Sonnenblumenkerne

Zubereitung:

1. Heizen Sie den Backofen auf 140 Grad Umluft vor. Mischen Sie alle vorher aufgelisteten Zutaten in einer Form und lassen Sie den Teig für ca. 14 Minuten quellen. Verteilen Sie anschließend den Teig dünn auf einem Backblech. Der Teig sollte nicht zu dick werden oder Blasen bilden.

2. Nun kann das Knäckebrot für etwa 60 Minuten in den Ofen. Wichtig ist es, das Knäckebrot erst vollständig auskühlen zu lassen, bevor Sie es ablösen. Es könnte sonst zerbrechen.

KETOGENER SOMMERSALAT

Der ketogene Sommersalat klingt nicht nur vom Namen betörend. Er hat es auch in sich.

Man nehme:

500 g frische grüne breite Bohnen

200 g Tofu, natur

3 Hände voll Cherrytomaten

1 Aubergine

150 g Ziegenfrischkäse, natur

Olivenöl und Essig

Zubereitung:

1. Bringen Sie in einem Topf ca. 1 Liter gesalzenes Wasser zum Kochen und garen die Bohnen darin ca. 10 Minuten, bis sie weich, aber noch bissfest sind.

2. Schneiden Sie den Tofu sowie die Aubergine in kleine quadratische Würfel und braten Sie beides mit Olivenöl in einer Pfanne kross an. Hier eignet sich Paprikagewürz neben Salz und Pfeffer als ein hervorragendes Gewürz.

3. In der Zwischenzeit die Cherrytomaten halbieren.

4. Geben Sie nun alle Zutaten in eine große Salatschüssel und mischen Sie den Ziegenfrischkäse mit etwas Olivenöl und ein wenig Essig unter.

BASILIKUM KETO QUICHE

Man nehme:

Für den Boden:

10 g Kokosmehl

2,5 g Flohsamenschalen

30 g Mandelmehl

35 g Leinsamenmehl

5 g Chia-Samen

80 ml Wasser

1/3 TL Salz

Für den Belag:

1 Frühlingszwiebel

1 Knoblauchzehe

100 g Basilikum

200 g Eier

40 ml Zitronensaft

400 g Ricotta

80 g Parmesan, gerieben

Salz und Pfeffer

Zubereitung:

1. Als Erstes werden die Zutaten für den Boden miteinander vermengt, um anschließend in Frisch-

haltefolie eingewickelt zu werden. Diese eingewickelte Teigrolle dann für 40 Minuten kalt stellen.

2. Als Nächstes die Schale des Knoblauchs entfernen und den Knoblauch pressen. Nun die Frühlingszwiebel waschen, um sie anschließend in kleine Stücke zu schneiden. Anschließend vom Basilikum die Blätter entfernen und hacken.

3. Nun sämtliche Zutaten miteinander vermischen. Salzen und Pfeffern und anschließend kalt stellen. Eine Quicheform einfetten und den Ofen auf 175 Grad Umluft vorheizen. Als Nächstes den Teig auf dem Backpapier dünn ausrollen. Lassen Sie einen Rand stehen. Die Füllung dazugeben. Als Letztes die Quiche im Ofen ca. 30 Minuten ausbacken.

VEGANE ZUCCHININUDELN MIT CARBONARA-SAUCE

Man nehme:

1 Prise Muskatnuss

10 g getrocknete Tomaten in Öl

100 g weißes Mandelmus

2 Knoblauchzehen

2 Prisen Kurkuma

2 rote Zwiebeln

200 g Babyspinat

200 ml stilles Wasser

30 g Sonnenblumenkerne oder geröstete Haselnüsse

6 EL Olivenöl

8 kleine Zucchini

Meersalz und schwarzer Pfeffer

Zubereitung:

1. Zu Beginn den Babyspinat säubern und trocknen. Dann in einer kleineren Schüssel mit Mandelmus und Wasser mischen. Dazu eine Prise Muskatnuss verrühren. Die Knoblauchzehen, die Zwiebeln und die getrockneten Tomaten fein hacken.

2. Als nächsten Schritt die Zucchini säubern und mit dem Spiralschneider in Nudeln verwandeln. Es wäre besser, den weichen inneren Kern der Zucchini mit einem Messer zu entfernen, damit er beim Kochen nicht allzu sehr wässert.

3. Nun das Öl in der Pfanne erhitzen und den Knoblauch zusammen mit dem Kurkuma und den Zwiebeln für 5 Minuten anschwitzen.

4. Währenddessen in einer weiteren Pfanne die Nudeln für 4 Minuten anschwitzen. Babyspinat zusammen mit der Mandelcreme zum Knoblauch geben und etwa 4 Minuten aufköcheln lassen. Dann die Nudeln zur Mandelcreme-Soße hinzufügen und für einen weiteren Moment köcheln lassen.

5. Als Letztes alles gut mit Pfeffer und Salz abschmecken und mit Sonnenblumenkernen oder den gerösteten Haselnusskernen garnieren.

ITALIENISCHE VEGETARISCHE KETO-PFANNE

Man nehme:

1 EL Kokosöl

1 Prise Oregano

1 Zwiebel

2 Knoblauchzehen

250 g Champignons

30 g Pinienkerne

400 g Spinat

Pfeffer und Salz

Zubereitung:

1. Als Allererstes den Spinat säubern und trocknen lassen. Den Oregano waschen und von den Stielen kleine Blättchen zupfen. Die Pilze säubern und klein schneiden.

2. Nun die Schale der Zwiebel entfernen und sie klein schneiden. Die Knoblauchzehen schälen, grob hacken, mit etwas Salz bestreuen und mit einem Messerrücken zerdrücken.

3. Das Kokosöl in einem Topf schmelzen. Den Knoblauch, die Zwiebeln und die Pinienkerne dazugeben und kurz anbraten – dann den Spinat, die Pilze und den Oregano dazugeben.

4. Alles für ca. 10 Minuten braten. Dabei sollte immer wieder umgerührt werden. Anschließend mit Pfeffer und Salz abschmecken.

KETOGENES RISOTTO MIT BROKKOLI UND KÄSE

Man nehme:

25 g Kokosöl

25 g Manchego, grob gerieben

25 g Parmesan, grob gerieben

25 ml Metaxa

40 g grob gehackte Macadamias, gesalzen und geröstet

50 g grob geriebener Cheddar, herzhaft

500 g Brokkoli, grob geraspelt

75 g Frischkäse

Zubereitung:

1. Als Erstes nehmen Sie einen kleinen Topf und erhitzen Sie das Kokosöl. Darin dann den Brokkoli für 4 Minuten braten.

2. Geben Sie den Metaxa hinzu und lassen Sie diesen für weitere 6 Minuten köcheln. Der Alkohol ist somit verkocht.

3. Als Nächstes den Frischkäse hinzufügen und gut verrühren, bis keine Klumpen mehr zu sehen sind.

4. Fügen Sie nun den geriebenen Käse hinzu und lassen Sie diesen im Risotto schmelzen. Würzen Sie das Risotto nach Belieben mit Pfeffer und Salz und heben Sie die gehackten Macadamias unter.

KETOGENE VEGETARISCHE LASAGNE

Man nehme:

1 EL Tomatenmark

1 Prise Muskatnuss

1 Schalotte

1 TL Guarkernmehl

100 g Schmand

150 g Mozzarella

150 g Sojaschnetzel

2 EL Olivenöl

200 g Schlagsahne

200 ml Gemüsebrühe

300 g Spinat

400 g Zucchini

5 g Hefeflocken

Salz und Pfeffer

Zubereitung:

1. Als Erstes das Sojaschnetzel wie in der Packungsangabe beschrieben in warmem Wasser für 14 Minuten einweichen, um danach das übrig gebliebene Wasser abzugießen.

2. Den Spinat säubern und trocknen. Nun die Schalotten von der Schale befreien und klein schneiden.

3. Dann in einer großen Pfanne das Öl erhitzen, die Schalotte und das eingeweichte Sojaschnetzel für etwa 6 Minuten braten. Anschließend das Tomatenmark zufügen und für einen kurzen Moment mitbraten, den Spinat hinzugeben und mit der vorbereiteten Gemüsebrühe ablöschen. Das Ganze aufkochen und mit Hefeflocken, Pfeffer und Salz abschmecken.

4. Die Sahne mit Pfeffer, Salz, Schmand und Muskat vermischen, sieben und vorsichtig einrühren, bis die Konsistenz zähflüssig ist.Danach die Zucchini putzen und waschen. Am besten mit einem Sparschäler in dünne Scheiben schneiden. Den Mozzarella in kleine Würfel schneiden.

5. Eine Auflaufform vorbereiten. Dort dann abwechselnd Spinatsauce mit der Sahnecreme und Zucchinistreifen übereinanderschichten. Als Letztes mit Sahnecreme abschließen und alles mit

Mozzarella bestreuen. Im vorgeheizten Backofen für ca. 30 Minuten backen.

Ist ketogene Ernährung empfehlenswert?

Abschließend lässt sich sagen, dass die ketogene Ernährung kein Allheilmittel ist, aber es viele Menschen gibt, die darauf schwören und sehr zufrieden damit sind. Wichtig ist es, sich professionell bei einer ketogenen Umstellung betreuen zu lassen.

Das bedeutet, dass man sich von seinem Arzt beraten lassen sollte, wenn man auf eine ketogene

Ernährung umsteigen möchte. Dieser wird dann wahrscheinlich das Blut untersuchen und dies regelmäßig tun, um Mängel frühzeitig feststellen und dagegenwirken zu können.

Es bedarf einer Zeit der Umstellung seiner Gewohnheiten, und diese Anpassungsphase, nicht nur für den eigenen Stoffwechsel auf Ketose, sondern auch der psychischen Gewohnheiten, kann wirklich schwierig werden. Überall locken Versuchungen. Morgens schnell etwas vom Bäcker auf dem Weg zur Arbeit, mittags etwas aus der Kantine, als Snack zwischendurch schnell was gekauft und abends ins Restaurant mit Freunden?

All das ist dann nicht ganz so leicht mehr möglich. Natürlich gibt es gewisse ketogene Restaurants und Bäcker, aber diese sind noch nicht sehr weit verbreitet. Das bedeutet, dass man immer und immer wieder tapfer sein muss. Am besten hat man sein vorher vorbereitetes Essen immer dabei und umgeht somit, dass man sich unterwegs etwas kaufen muss. Es bedarf einer ordentlichen Vorbereitung und am besten schreibt man sich einen Essens-Wochenplan. In jedem Fall aber ist festzuhalten, dass man der ketogenen Ernährung eine Chance geben sollte, um selbst zu sehen, inwieweit sich der Körper damit verändert. Gerade zur Gewichtsreduktion, zum Reduzieren des Körperfetts und aus gesundheitlichen Aspekten, wie zum Beispiel bei Diabetes und Epilepsie, ist es wirklich empfehlenswert.

Schafft man es durch die Umstellung auf ketogene Ernährung, auch nur mit etwas weniger Medikamenten auszukommen, ist das schon ein gravierender Erfolg. Auch für Krebspatienten ist es wenigstens ein Versuch, das Wachstum ihres Tumors zu hemmen. Diese Patienten fühlen sich meist hilflos und ihrer Krankheit ausgeliefert. Wenn auch keine Langzeitstudien den Erfolg der ketogenen Ernährung belegen, wäre das immerhin eine Option, wie die Patienten ihren eigenen Heilungsprozess unterstützen können. Sie können aktiv etwas beitragen. Sind sie daher im Geiste etwas positiver eingestellt, so unterstützt dies die Genesung ungemein.

Eine dauerhafte Umstellung auf ketogene Ernährung ist umstritten. Viele sagen, dass es kein Problem darstellt, für immer ketogen zu leben. Es gibt aber auch Stimmen, die eher zu einer intervallartigen Umstellung raten. Dann sollte man hauptsächlich ketogen leben und nur ab und zu etwas mehr Kohlenhydrate zu sich nehmen. Diese Art der intervallartigen ketogenen Ernährung kann die Ketose unter Umständen sogar unterstützen.

Deshalb ist die ketogene Ernährung in jedem Falle zu empfehlen.

Herstellung und Verlag:

BoD – Books on Demand, Norderstedt

ISBN: 9783753402086

© Tanja Goedeke 2020

1. Auflage

Kontakt: Psiana eCom UG/ Berumer Str. 44/ 26844 Jemgum

Covergestaltung: Fenna Larsson

Coverfoto: depositphotos.com